NOTE

SUR

LE CORYZA

DES ENFANS A LA MAMELLE.

Par Pierre RAYER,

Docteur en médecine de la Faculté de Paris, médecin-adjoint du 4.ᵉ dispensaire de la Société philantropique, etc.

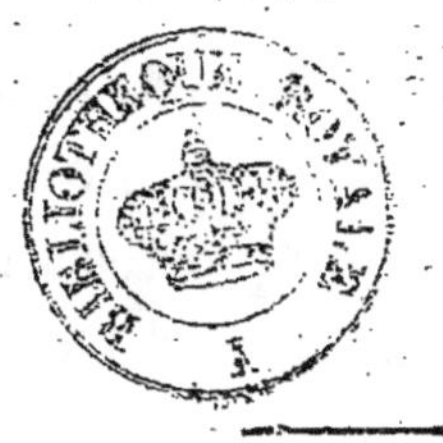

A PARIS,

DE L'IMPRIMERIE D'ABEL LANOE, RUE DE LA HARPE.

1820.

NOTE

SUR

LE CORYZA

DES ENFANS A LA MAMELLE.

La même maladie, étudiée dans les différens âges, présente souvent des particularités remarquables. Considérée sous ce point de vue, la description du Coryza me paraissant incomplète, j'essayerai d'établir, dans cette note, que la plupart des caractères qui ont été généralement assignés à cette inflammation, ne peuvent être reconnus chez les enfans à la mamelle, et qu'il est d'autres symptômes propres à cet âge, dont les nosologistes n'ont pas fait mention.

Parmi les auteurs qui ont écrit, ex-professo, sur les maladies des enfans, il en est (1) qui

(1) *Rosen.* Maladie des enfans, trad. par *Lefebvre de Villebrune.* Montpellier 1792. — *Alph. Leroy.* Mé-

n'ont pas même indiqué le Coryza, auquel plusieurs autres (1) ont consacré un chapitre particulier. Les caractères que ces derniers assignent au Coryza des enfans, se trouvant compris dans la description qu'en a donnée récemment M. le docteur Capuron, elle servira de base à l'examen critique que je me suis proposé.

(2) « Le Coryza des enfans s'annonce ordi-
» nairement par la sécheresse des narines ; l'o-
» dorat se perd, la tête devient lourde et quel-
» quefois très-douloureuse ; *les sinus frontaux*
» *semblent être bouchés* ; on y sent du prurit ;
» les yeux sont rouges et humides ; les oreilles
» sifflent et bourdonnent ; l'enfant nasille et
» éternue plus ou moins fréquemment : il est
» sans appétit. Ensuite la sécrétion du mucus
» se rétablit et devient très-abondante ; elle est
» d'abord limpide et visqueuse, puis blanche,

decine maternelle, 8.º Paris. — *Gardien.* 4.ᵉᵐᵉ vol. du traité des accouchemens. — *Chambon.* Traité des maladies des enfans, 8.º an 7.

(1) *Capuron.* Traité des maladies des enfans, jusqu'à la puberté, 8.º 1 vol. Paris, 1820.

(2) *Capuron.* Ouvrage cité.

» opaque, jaunâtre et d'une odeur particulière.
» La membrane muqueuse des narines passe
» par divers degrés de rougeur et de gonfle-
» ment, avant de reprendre sa couleur natu-
» relle.

» Lorsque cette espèce de catarrhe est très-
» intense, la fièvre l'accompagne et redouble,
» surtout le soir ou la nuit; il survient alors
» quelques frissons vagues, et le petit malade
» est plus inquiet et plus accablé que dans le
» jour. Mais tous les symptômes s'appaisent à
» mesure que l'écoulement du nez augmente. »

Il est presque inutile de faire remarquer que
la plupart de ces symptômes, tels que le prurit, la sécheresse des narines, la perte de l'o-
dorat, la céphalalgie, le bourdonnement et le
sifflement des oreilles, etc., ne peuvent être
reconnus chez les enfans à la mamelle, dont les
pleurs et les cris expriment les douleurs, sans
en indiquer le siége et la nature. On devait
donc donner d'autres caractères. Les observations suivantes prouveront qu'il en est de
positifs et faciles même à prévoir, si l'on ré-
fléchit à la conformation des fosses nasales,
aux effets de l'inflammation et au mode d'in-
troduction des alimens, chez les enfans à la
mamelle.

OBSERVATION I.

Madame *** était accouchée, depuis huit jours, d'un enfant mâle, bien conformé, mais d'une faible constitution. Il avait pris le sein de sa mère cinq heures après sa naissance, et dès lors il avait continué de téter comme le font habituellement les enfans. Le huitième jour, cet enfant parut agité : sa bouche était entr'ouverte ; il avait la langue et les lèvres un peu sèches. La respiration était gênée et accompagnée d'un bruit, espèce de sifflement nasal propre au Coryza. Vainement essaya-t-on, plusieurs fois dans le jour, de lui donner à téter : à peine avait-il la figure appliquée sur la poitrine de sa mère, qu'il poussait des cris d'abord aigus, puis plaintifs. Si par hasard il saisissait le mamelon, ou lorsqu'il était introduit dans sa bouche par sa mère, elle observait que dès qu'il avait exercé une ou deux succions, l'enfant devenait violet, quittait brusquement le sein, et s'engouait après avoir éprouvé quelques quintes de toux.

Persuadée que ces accidens pouvaient tenir à une conformation peu favorable du mamelon, ou aux qualités malfaisantes de son lait, la mère essaya, avec un biberon, de faire prendre à l'enfant du lait de vache, coupé avec un tiers d'eau d'orge. Les accidens dont j'ai parlé s'étant également renouvelés, on m'envoya chercher.

La mère me parut avoir toutes les qualités nécessaires à une bonne nourrice : le mamelon, en particulier, était bien conformé. Ayant introduit mon petit doigt dans la bouche de l'enfant, il le suça légèrement, l'abandonna et se mit à crier. Voulant m'assurer de l'exactitude de tout ce qu'on m'avait rapporté, j'engagai la mère à introduire le mamelon dans la bouche de l'enfant. A peine avait-elle senti une ou deux succions, que la petite figure de l'enfant devint violette ; il s'engoua à force de crier, et tomba dans une espèce de pamoison, après avoir éprouvé une violente quinte de toux.

Une tentative avec le biberon, dont je fus témoin, fut également infructueuse et accompagnée ou suivie des mêmes phénomènes.

J'essayai alors de faire prendre à l'enfant une cuillerée d'eau sucrée ; il l'avala facilement et presque avec avidité. J'en donnai plusieurs autres avec le même succès.

L'absence d'aucun vice de conformation de

la langue ou de la bouche, la facilité de la déglutition, l'existence des quintes de toux se
renouvelant toutes les fois qu'on voulait faire
téter l'enfant, la certitude que j'avais que les
jours précédens il s'était nourri en tétant sa
mère; toutes ces circonstances, réunies à quelques symptômes particuliers que j'observai,
tels que la couleur un peu luisante de la peau
qui recouvre le nez, avec un léger gonflement
de cet organe et des paupières inférieures, le
sifflement nasal, la manière de respirer par la
bouche, me convainquirent que tous ces accidens, et notamment l'impossibilité de la
succion, étaient le résultat d'une inflammation des narines. J'ordonnai de faire du feu
dans la chambre très-froide qu'habitait l'enfant, de le tenir chaudement et à l'abri des
coups d'air, de lui faire prendre du lait par
cuillerées, de bassiner les narines avec de l'eau
de guimauve, d'enlever avec soin le mucus
qui les remplirait, et j'annonçai que l'enfant
recourrait à la succion aussitôt que l'état des
fosses nasales lui permettrait de respirer la
bouche fermée. Six jours suffirent pour justi-
fier ce pronostic. Pendant ce laps de temps, le
mari de cette dame fut chargé de dégorger les
seins au fur et à mesure qu'ils seraient distendus.

OBSERVATION II.

Le 20 février 1820, je fus consulté par une femme du peuple pour un enfant venu à terme, bien conformé, âgé de six jours, et qui avait refusé de téter depuis 48 heures, quoique sa mère lui eût présenté le sein un très-grand nombre de fois. On craignait qu'il n'eût le filet, et c'était en grande partie pour s'en assurer qu'on me l'avait amené.

On me dit que la mère se portait bien, qu'elle avait le mamelon bien conformé et suffisamment de lait : l'enfant avait tété les quatre premiers jours, comme le font en général ceux que l'on élève facilement.

En examinant sa petite figure, je remarquai un léger gonflement des paupières et des ailes du nez ; la peau qui recouvre ces parties était un peu luisante ; les lèvres étaient sèches ; la bouche était entr'ouverte ; la langue et son frein me parurent bien conformés.

Après avoir doucement promené mon petit doigt sur les lèvres de l'enfant, je l'introduisis dans sa bouche : il le saisit, et je sentis sa langue s'appliquer sur sa surface. Il aspira comme s'il eût voulu téter ; mais il abandonna aussitôt

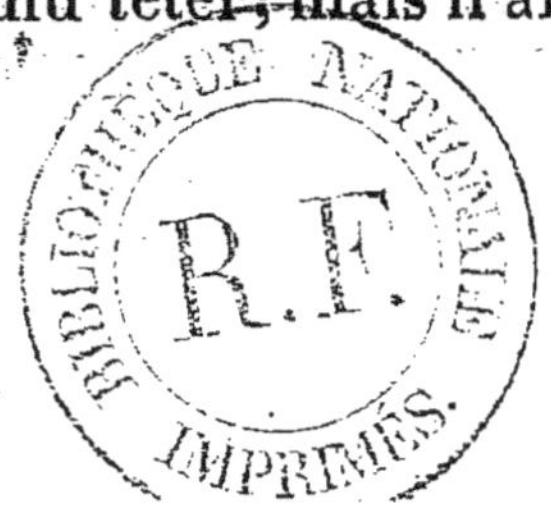

mon doigt en poussant des cris aigus et plaintifs. La femme qui me l'avait amené ajouta que
lorsqu'on voulait le faire téter, il criait beaucoup plus fort, et qu'alors il avait quelquefois
de si violentes quintes de toux , qu'il s'engouait de manière à leur donner beaucoup
d'inquiétude.

La respiration était gênée et produisait un
bruit ou sifflement nasal particulier au Coryza. L'enfant avala facilement plusieurs cuillerées d'eau sucrée, que je lui donnai pour
m'assurer de la manière dont s'exécutait la déglutition.

Considérant que l'enfant avait tété les quatre
premiers jours , que la langue et la bouche
étaient bien conformées , que la déglutition
des liquides par cuillerées s'exécutait aisément:
rapprochant ces circonstances de quelques autres, telles que l'état particulier du nez et des
paupières, la manière de respirer par la bouche, j'admis l'existence d'une inflammation
des narines; confirmé d'ailleurs dans cette idée
par des renseignemens qui établissaient que la
mère et l'enfant habitaient une chambre très-
froide et sans rideaux.

Je conseillai de nourrir l'enfant avec du lait
de vache, coupé avec un tiers d'eau d'orge,

qu'on lui ferait prendre par cuillerées ; de le préserver de l'impression du froid ; de bassiner et nettoyer ses narines avec de l'eau de guimauve ; de faire dégorger les seins de la mère, s'ils étaient trop distendus ; de les présenter le lendemain et jours suivans quelquefois à l'enfant, sans le fatiguer par d'inutiles et de nombreuses tentatives ; espérant qu'il téterait aussitôt que l'air pourrait traverser librement les fosses nasales. Il vécut, pendant quatre jours exclusivement, de lait de vache coupé avec de l'eau d'orge. Le 26 et le 27 février, il commença à téter quelques gorgées ; le 28, il prit au sein de sa mère toute la nourriture dont il avait besoin.

OBSERVATION III.

J'ai vu, l'hiver dernier, un enfant de trois semaines, qu'allaitait sa mère, et qui, l'avant-veille de ma visite, avait été agité, puis abattu : il avait en outre, contre son habitude, éternué à plusieurs reprises. Le lendemain, on s'inquiéta parce qu'il refusait de téter, malgré les nombreuses tentatives que sa mère avait faites pour l'y engager.

Je remarquai que la peau du nez et des paupières était un peu luisante; celles-ci étaient elles-mêmes un peu gonflées. L'enfant respirait la bouche béante. Il se mit à crier lorsqu'on le tira de son berceau, et lorsqu'il fut calme, sa respiration me parut gênée. Cette gêne dépendait de la difficulté que l'air éprouvait à traverser les fosses nasales : au moins un sifflement particulier que l'enfant produisait en respirant, semblait l'indiquer. Les lèvres et la langue étaient un peu sèches, les joues chaudes; le ventre était souple, et l'excrétion des urines et des matières fécales se faisait librement.

La mère de l'enfant profita de ma présence pour essayer de nouveau de le faire téter : il saisit plusieurs fois le mamelon; mais à peine avait-il fait quelques mouvemens de succion, que sa figure devenait violette : alors il abandonnait le sein de sa mère en poussant des cris, parfois suivis de quintes de toux et de pamoison.

Un instant après, cet enfant qui ne pouvait exécuter la succion, ou qui refusait d'y avoir recours, avala très-facilement plusieurs cuillerées d'eau sucrée.

Comme il n'existait dans la bouche aucun obstacle à la succion, et que d'un autre côté la déglutition des liquides s'opérait bien , je soupçonnai que *l'impossibilité d'une succion prolongée* tenait à quelque obstacle au passage de l'air à travers les narines , rien n'annonçant que quelques organes , et notamment ceux de la respiration , fussent eux-mêmes affectés. L'état particulier qu'offraient extérieurement le nez et les paupières , les effets d'une saison froide et humide , la certitude que j'avais qu'aucun corps étranger n'avait été introduit dans les fosses nasales , et que l'obstacle , quel qu'il fût , n'existait que depuis deux jours , formaient un ensemble de circonstances qui semblaient se rattacher au Coryza plutôt qu'à toute autre maladie; je m'arrêtai à cette idée.

On nourrit l'enfant avec du lait de vache , donné par cuillerées; on nétoya et bassina les narines avec de l'eau de guimauve. Quatre jours se furent à peine écoulés, que cet enfant reprenait le sein de sa mère , sans beaucoup téter, suspendant souvent la succion pour l'exercer de nouveau lorsqu'on l'y excitait. Le lendemain , il respirait plus librement , et le sixième jour il dormait la bouche fermée et tétait sans difficulté.

RÉFLEXIONS

Sur les Observations précédentes.

Le diagnostic que j'ai porté dans ces trois observations était-il fondé? Le gonflement extérieur du nez et des paupières, le défaut de succion, etc., ne pouvaient-ils pas dépendre de toute autre maladie que du Coryza? Il est nécessaire d'examiner ces faits, sous ce point de vue, avant d'en tirer aucune conséquence.

D'abord, le gonflement du nez et des paupières a lieu dans toutes les fluxions de la face, et ne peut caractériser l'inflammation des narines. Ce phénomène cependant me semble de quelque importance, lorsqu'il se borne à ces parties.

D'un autre côté, un vice de conformation de la langue et de son frein, une inflammation de la gorge et des tonsilles, des mucosités dans les fosses nasales au moment de la naissance, une oblitération des narines produite par adhésion ou par une membrane accidentelle, des corps étrangers introduits du dehors, ou des tumeurs développées dans leurs cavités ou vers leurs orifices, la faiblesse native ou accidentelle de l'enfant, une maladie grave des principaux organes , et notamment de ceux de la respiration; une mauvaise conformation du mamelon, l'issue trop rapide ou trop considérable du lait de ses conduits excréteurs, peuvent empêcher ou gêner le mécanisme de la succion. Mais je ne pense pas qu'aucun des faits que j'ai rapportés puissent être rattachés à l'histoire d'une de ces maladies, ou tenir à quelques unes de ces circonstances.

Sans entrer dans les nombreux détails que nécessiterait une comparaison exacte du Coryza avec les maladies qui entraînent également avec elles le défaut de succion, je dois indiquer les principaux motifs qui s'opposent à ce qu'on le confonde avec elles. Les vices de conformation de la bouche , de la langue et de son frein; ceux des fosses nasales, les mucosités qui les remplissent quelquefois à la naissance, la conformation peu favorable du mamelon , outre qu'ils ont des caractères propres, offrent cela de particulier que l'impossibilité ou la gêne de la succion date du moment de la naissance, tandis que les enfans atteints du Coryza cessent ou refusent de téter, après l'avoir fait pendant plusieurs jours ou au moins pendant plusieurs heures.

Ai-je besoin de dire que la faiblesse d'un

enfant se reconnaît au premier aspect? Que
des corps étrangers ou des tumeurs dans les
fosses nasales des enfans à la mamelle, sont
des accidens aussi rares qu'ils seraient faciles
à reconnaître, surtout si on était éclairé par
quelques circonstances commémoratives? Est-
il réellement difficile de distinguer le défaut
de succion provenant de l'anorexie, symptôme commun dans les maladies graves, de
l'impossibilité physique d'exercer la succion,
accompagnée du désir manifeste de prendre
des alimens, qu'atteste l'avidité avec laquelle
les enfans avalent les liquides donnés par cuillerées? La toux fréquente des catarrhes pul-
monaires et des inflammations aiguës de poitrine, peut-elle être confondue avec les quintes de toux que les enfans atteints du Coryza
éprouvent seulement toutes les fois qu'on veut
les faire téter? Enfin, ne sera-t-il pas toujours
facile de distinguer une angine dans laquelle
la déglutition des liquides, donnés par cuillerées, est aussi pénible que la succion. du Coryza qui n'apporte aucun obstacle à la déglutition?

Si la difficulté d'exercer une succion prolongée est due à ce que le lait sort trop rapi-
dement et en trop grande quantité de ses con-

duits excréteurs, cet accident sera momentané. L'enfant tétera facilement lorsque les seins seront un peu désemplis, ou si la mère a soin de lui ôter de temps en temps le mamelon : il prendra même du lait à un biberon convenablement disposé ; circonstances qui ne se rencontreront jamais avec l'existence d'un Coryza.

Je ne pense pas qu'on puisse méconnaître une mauvaise conformation du mamelon, et confondre le défaut de succion qui en résulte, avec celui qu'occasionne l'inflammation de la membrane pituitaire.

Je ne sais si je me trompe, mais il me semble qu'en poussant plus loin ce parallèle entre le Coryza et ces diverses circonstances et ces maladies, on resterait convaincu que la gêne ou l'impossibilité de la succion, phénomène commun à plusieurs affections, est cependant un des principaux symptômes du Coryza chez les enfans à la mamelle. J'ai d'autant plus insisté sur ce caractère, que je doute qu'on en puisse trouver de plus positif : et en effet, les phénomènes généraux produits par l'inflammation de la membrane pituiteuse, sont nuls ou communs à toutes les phlegmasies. Les symptômes locaux, tels que la rougeur, la couleur, la tumeur du lieu affecté, ne peuvent être directement constatés, et même dans la seconde période de cette maladie, l'augmentation de la sécrétion du mucus nasal, symptôme non équivoque du Coryza, ne peut pas toujours être reconnue, au moins chez les nouveau - nés : cette humeur se dessèche ou tombe dans le pharynx, lorsque l'enfant est couché sur le dos et horizontalement.

Symptômes du Coryza chez les enfans à la mamelle.

« Eternuemens ; tuméfaction du nez et des
» paupières ; couleur luisante de la peau qui
» recouvre ces parties ; bouche béante ; lèvres
» et langue un peu sèches ; respiration accom-
» pagnée d'un bruit ou sifflement nasal propre
» à l'enchifrènement ; déglutition facile des li-
» quides, s'ils sont donnés par cuillerées ; im-
» possibilité d'exercer, comme les jours précé-
» dens, une succion prolongée. L'enfant prend
» le sein ; mais à peine a-t-il fait une ou deux
» succions, que la respiration paraît gênée : la
» face devient violette ; il abandonne alors pré-
» cipitamment la mamelle, pousse des cris ai-
» gus et plaintifs, ou bien il éprouve une forte
» quinte de toux, à la suite de laquelle il s'en-

» goue. Ces accidens se calment peu de temps
» après s'être manifestés ; ils se renouvellent
» toutes les fois qu'on veut faire téter l'enfant.
» Cette première période dure quatre à cinq
» jours, ou environ : elle est suivie d'une sécré-
» tion plus abondante, du mucus des fosses
» nasales, dont il n'est pas toujours facile, au
» moins chez les enfans nouveau-nés, de cons-
» tater l'existence et la quantité. »

Ce qui est relatif aux *causes* et au *traite-
ment* du Coryza, chez les enfans à la mamelle,
est à la fois si simple et si généralement connu,
que toute observation à ce sujet serait au moins
superflue. J'ai l'espoir, en terminant cette note,
que si le petit nombre de faits que j'ai pu re-
cueillir ne m'a pas permis d'atteindre entiè-
rement le but que je m'étais proposé, au
moins l'imperfection de cet aperçu sera-t-elle
un motif pour que d'autres praticiens publient
des observations particulières sur un point de
pathologie qui me paraît avoir été décrit d'une
manière trop générale (1).

____

(1) M. Danyau, professeur particulier d'accouchemens, a souvent été dans le cas de voir des enfans
atteints du Coryza. Il a remarqué que cette maladie

se déclare le plus ordinairement dans les premiers jours qui suivent la naissance , époque à laquelle les enfans sont plus impressionables au froid et à l'humidité dont ils ne sont pas toujours préservés, surtout dans les classes inférieures de la société. M. Danyau pense que le gonflement du nez et des paupières est un accident rare , ou qu'il n'a lieu que lorsque l'inflammation des narines est portée à un haut degré , que la difficulté de la succion est en raison de l'inflammation , enfin que le bruit ou sifflement particulier qui accompagne l'enchifrénement des nouveau-nés est un des principaux indices de l'organe affecté.

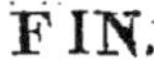

FIN.

www.ingramcontent.com/pod-product-compliance
Lightning Source LLC
LaVergne TN
LVHW021758030726
842523LV00003B/1086